# BIODINAMICA DELL'OSTEOPATIA

## Fase Sei

**Seconda edizione**

**James Jealous, D.O.**

**Per ulteriori informazioni sul Dr. Jealous, si prega di consultare:**
**https://BiodynamicsOfOsteopathy.com**



ISBN: 979-8-2561-9081-1

Questa è la traduzione del libro originale in inglese. Nonostante siano stati compiuti tutti gli sforzi ragionevoli per fornire una traduzione accurata, non è garantita. I lettori potrebbero dover fare riferimento al libro originale in inglese per qualsiasi informazione critica.

Prima edizione 2025
Seconda edizione 2026

**James Jealous, D.O. (1943–2021)** ha esercitato la professione di medico osteopata, insegnante e autore per molti anni. Ha dedicato la sua vita alla fondazione e allo sviluppo della metodologia specifica della **Biodinamica dell'Osteopatia**, seguendo gli insegnamenti del Dr. A. T. Still e del Dr. W. G. Sutherland.

Questo è uno dei volumi della serie "Biodinamica dell'osteopatia". Questi manuali sono nati organicamente da una serie di dispense scritte dal dottor Jealous e fornite agli studenti durante i corsi da lui tenuti e da quelli dei suoi insegnanti. Dopo molti anni, ha raccolto le dispense e creato dei manuali di corso individuali, ampliandoli e riscriverli più volte. Dopo ulteriori anni, si sono evoluti ulteriormente fino a diventare dei libri.

# INDICE

# L'OSTEOPATIA È UN SERVIZIO

**Usiamo le nostre mani...**

Per trattare il paziente nella sua interezza.

Per ascoltare i movimenti interiori della vita.

Per trattare tutti i livelli di malattia.

Per assistere nella costruzione della riserva funzionale del paziente.

Per supportare l'omeostasi e la troficità, bilanciando l'attività del sistema nervoso autonomo.

Per esplorare "leggi non formulate da mani umane" (Dott. Still e Dott. Sutherland).

Per cooperare e comunicare con le Leggi della Natura (Dott. Wales).

"Per trovare la salute" (Dott. Still).

Per arrivare al piano di trattamento.

Per arrivare alla diagnosi.

Per aiutare a stabilire un punto di riposo o neutro attorno al quale l'intero possa trovare equilibrio.

Per trovare la causa.

**Crediamo...**

Abbiamo una capacità innata di guarire.

Il paziente funziona come un tutto.

Il sistema nervoso autonomo gioca un ruolo fondamentale nella malattia e nella guarigione. Struttura e funzione sono una forma di attività.

Il Divino è presente.

La vita va oltre la morte.

C'è un movimento costante verso la normalità.

Siamo qui per servire l'umanità.

La **Normalità** è ...

"Un senso di pace e armonia" (Dott. Sutherland).

Facilità di movimento senza tensione.

Capacità di neutralità.

Senso di totalità nella vita.

Capacità di adattamento e cambiamento senza compensazione.

**"L'abilità è proporzionale alla propria comprensione della normalità." (Dr. Still)**

# IL MOVIMENTO DALLA FASE UNO ALLA FASE SEI

Nella **Fase Uno**, abbiamo iniziato terapie che coinvolgevano *movimento involontario nel campo di lesione*; abbiamo chiamato questo movimento *movimento presente* e ci siamo resi conto che questo movimento è un aspetto della Salute ... la sfida che abbiamo affrontato con questa realizzazione è stata che è diventato necessario fornire un trattamento senza alcun ostacolo o guidare il ritmo del trattamento. La Direzione della Facilità che abbiamo seguito nel campo di lesione ha portato al neutro, dove si poteva osservare il tessuto trasmutato in fluido.

**La Fase Due** focalizzava sul corpo fluido (Zona B) e le sue dinamiche a un ritmo di due o tre cicli al minuto. Il corpo fluido ha un'infrastruttura di protoplasma, che rende il suo studio diverso dallo studio dell'acqua. Il protoplasma è "la prima sostanza modellabile che può contenere un'immagine." Abbiamo studiato il neutro a questo ritmo e la quiete di livello due, che ha creato un trattamento chiamato spostamento automatico.

Il trattamento è stato molto dettagliato e diagnostico, oltre che educativo per l'osservatore, che ha mantenuto una relazione con la quiete durante tutto il processo, in modo da non inibire il potenziale di trasmutazione. Abbiamo discusso del ruolo del neutro in noi stessi e nei nostri pazienti come precursore per ricevere la potenza della respirazione primaria a livelli più profondi. Alla fine del corso, la Marea Lunga stava diventando evidente.

**La Fase Tre** si è concentrata sul corpo fluido a una velocità di cento secondi per ciclo (Marea Lunga) e sulla presenza interiore di una forza terapeutica nel campo di lesione. Abbiamo notato che la forza terapeutica può guidare la nostra attenzione.

**La Fase Quattro** ha seguito la verità della linea mediana. La

Marea ci ha portato a una comprensione più profonda dell'essere centrati dalla Marea, come ha scritto il Dr. Becker nella Conferenza Memoriale Sutherland del 1965. Questo rappresenta un cambiamento significativo per la maggior parte di noi, poiché la nostra intenzione è sostituita dall'intenzione della Marea...questo risuona nelle nostre vite in molti modi e crea un percorso spirituale che conduce avanti verso la causa dietro la carità della Marea.

**La Fase Cinque**era incentrata sulla testa e sul collo. Abbiamo esplorato i segmenti del campo fluido che abbiamo apprezzato attraverso la nostra ricerca in Biodinamica...abbiamo appreso di non dare direzione alle nostre osservazioni dei campi fluidi. Abbiamo lavorato con le cuciture come il primordiale funzionale dei campi fluidi. Abbiamo visto le cuciture fondersi in uno stato più primordiale di Silenzio Dinamico (testa vuota piena di oscurità luminosa) e, mentre aspettavamo, si è verificata un'accensione spontanea. È stato esplorato il campo fluido della faccia centrale. È stata sottolineata l'integrità della dinamica fluida e del Corpo Fluido.

**La Fase Sei**è una continuazione del nostro viaggio nell'amore e nell'integrità che genera vita e fornisce forze terapeutiche che trasmutano le lesioni, una volta che il neutro è espresso. Continueremo a lavorare con il Silenzio Dinamico e il fulcro evolutivo nella testa. Esploreremo anche le estremità. La Fase Sei è una miscela di attività incentrate sulla presenza esterna della respirazione primaria come qualcosa che è una forza non biologica dotata di una personalità. Guarderemo di nuovo le cuciture e poi passeremo alle estremità, prima in termini embrionali, poi come Sutherland le ha insegnate nel suo lavoro intitolato Punti di Forza... La Fase Sei è un momento per costruire la tua comprensione della Marea e affinare le tue abilità. La Fase Sette riguarda solo la Salute.

# LA PAUSA ... PRIMA DEL CANTO

Le Fasi Cinque e Sei sono progettate per consentire alla tua percezione di diventare dipendente dalla Marea.

Nella Fase Quattro abbiamo iniziato a notare che la Marea può "centrarci" in modo molto più profondo rispetto a quando usiamo la nostra volontà per centrarci. Questa, ovviamente, è una delle funzioni della dinamica della linea mediana ... per centrarci. Siamo poi entrati nella Fase Cinque, dove abbiamo continuato a permettere che questo "centramento e guarigione" avvenisse mentre rimanevamo relativamente neutri. La Fase Sei continua a prestare attenzione a una dipendenza dalla Marea. Mentre stiamo trasferendo la nostra percezione su questa dipendenza, continueremo a esplorare aree di interesse. Nella Fase Sei, studieremo le estremità come Sutherland le ha affrontate con il suo gruppo di studio. Queste informazioni non sono mai state insegnate al di fuori del suo gruppo privato, eccetto in questi corsi. Le informazioni provengono da Ruby Day, D.O., che è stata con Sutherland dal 1935 fino alla fine della sua vita.

Diventare neutri e aspettare di essere centrati dalla Marea non è così facile come sembra. Richiede pazienza. Abbiamo abitudini mentali ed emotive che saltano fuori riflessivamente quando stimolate. Non rifiutiamo né proviamo disgusto verso le nostre abitudini... questo aumenta solo le lesioni. Dobbiamo rimanere neutri di fronte all'avversità. Pertanto, non abbiamo cambiato gli studi percettivi nelle Fasi Quattro, Cinque e Sei, per darci il tempo necessario per cambiare sotto l'influenza della Marea.

Quando veniamo sotto la dolce presenza della Marea, inizieremo a lasciare le zone alle spalle ed entrare in uno spazio più universale. Lo spazio è un luogo reale. È l'inizio della Vita. Abbiamo visto questo nelle cuciture del volto quando si sono unite in una "testa vuota"... abbiamo notato che l'accensione era spontanea quando questo livello di neutro era espresso nel paziente.

Il nostro principio di riequilibrio assume anche un'altra forma mentre vediamo il mondo attraverso gli occhi della Marea. Siamo diventati consapevoli che la Zona B è un figlio di un grande oceano materno e che la connessione è sostenuta per tutta la vita. Il "flusso" tra la madre e il bambino è un fiume centrale che chiamiamo la linea mediana.

Tutti questi principi derivano dallo studio del lavoro del Dr. Sutherland e dalle parole del Dr. Becker nella sua Conferenza Memoriale Sutherland del 1965, "Fermati e Sappi." La citazione "Fermati e sappi che io sono Dio" è tratta dal Salmo 46. Si tratta di essere centrati e voluti da Dio, non da se stessi. Questo è uno stato di essere profondamente elevato. Riflette Dio che comunica e ci centra... viene dal nulla... non aggiungiamo nulla di nostro a questo evento.

***Dobbiamo essere innamorati e diventare neutri, poi il palcoscenico è pronto per un intervento superiore.***

***"Dobbiamo imparare a risvegliarci e a tenerci svegli ... con un'aspettativa infinita dell'alba, che non ci abbandona nel nostro sonno più profondo." (Thoreau)***

***Riequilibrare attraverso la relazione del Corpo Fluido con il Silenzio Dinamico nel mare intorno e attraverso di noi.***

# COMMENTI SULLA FASE SEI

Il dispiegarsi della nostra forma e funzione è un mistero. Possiamo, tuttavia, vedere certe relazioni. Una che è notcvole è la relazione della presenza della Respirazione Primaria nel mare intorno a noi con i fulcri individuali di funzioni specifiche.

La presenza nel mare è diversa dalla Marea Lunga o dal Silenzio Dinamico. Nelle Fasi Tre, Quattro e Cinque, abbiamo studiato la Marea Lunga e il Silenzio Dinamico come forze terapeutiche. Ora arriviamo a un nuovo insieme di principi che rivelano una relazione essenziale nella guarigione. Questa relazione riguarda la presenza, il senso di saggezza vivente e amore che crea la nostra forma e funzione. All'inizio sembra essere al di fuori di noi, e il fulcro all'interno, ma il senso spaziale di questo cambierà man mano che ci lavoriamo. Non si sposta da un luogo all'altro come la Marea Lunga, e ha un'intelligenza che opera ora.

La nostra salute nasce dal Mare Intorno a Noi. Potremmo dire che ogni funzione e forma ha un seme dal mare, e man mano che si sviluppa vediamo crescita e sviluppo localmente, così come nel tutto. Vedremo questo nel nostro lavoro in Fase Sei.

Il fulcro di origine è più grande e profondo dell'anatomia a cui dà vita. Vedremo che usare l'anatomia come punto di riferimento per localizzare il seme non rivelerà la relazione che ci interessa.

I neutri che procedono da questa relazione sono associati con l'accensione. Ormai dovresti essere familiare con quanto segue:

- uoco nelle ossa
- Accensione lenta (Marea Lunga)
- L'"uccello"
- Il "filo"

La respirazione primaria e la respirazione toracica co-emergono come un unico respiro nell'embrione. I bambini sani mantengono questo. Negli adulti queste sono separate. Mentre guariamo, ritornano al loro fulcro originale. La nostra prima pratica esplora questo.

- Sincronizza quanto segue:
- Respirazione toracica e il suo fulcro
- Respirazione Primaria, e il suo fulcro
- La quiete su cui riposano … il fulcro originale
- L'emergere di un respiro, il "respiro embrionale"
-

La nostra coscienza è un dono. Non ne siamo proprietari. Se la controlliamo, perdiamo la nostra interezza. Ci isoliamo dall'amore e dalla dolcezza della creazione. Dalla Fase Quattro, abbiamo sottolineato quanto sia importante questo.

# RIEQUILIBRIO, DALLA FASE UNO ALLA FASE QUATTRO

## *Il Fulcro come Porta*

- I fulcri sono interconnessi dalla Salute precognitivamente.
- Un passaggio di Facilità, o dolcemente impervio.
- Un'estensione della Direzione di Facilità nel campo di lesione.
- Il campo di lesione è vivo, utilizzando energia tutto il giorno.

## *Causa*

Trova la causa dei sintomi, o segni di disfunzione:

- L'herpes zoster non è una causa.
- Le ulcere non sono una causa.
- Il cancro non è una causa.
- L'ipertensione non è una causa.

# TROVARE LA CAUSA ...

L'Osteopatia era una nuova scienza della guarigione. Non è iniziata come una sottospecialità della medicina allopatica. Questa nuova scienza aveva una filosofia unica ed efficace, che poteva essere applicata da coloro che avevano sensi abili.

Il presupposto dell'Osteopatia è che abbiamo i mezzi per guarire noi stessi. La medicina è, e può essere, prodotta dalle nostre risorse interiori. Il nostro lavoro con la Respirazione Primaria ha dimostrato questo presupposto più e più volte.

Il principio che affronteremo qui è "trovare la causa."

In Osteopatia, la causa è molto più profonda dei sintomi. Nelle applicazioni allopatiche, i sintomi sono la causa che si affronta per la cura. Per quanto superficiale possa apparire a qualsiasi mente ragionevole, il fatto è che questa è l'applicazione generale della "cura."

Tutte le scuole di guarigione comuni nella cultura occidentale odierna hanno adottato questa mentalità che si è infiltrata in tutte le categorie di istruzione superiore ... inclusa l'Osteopatia. Posso apprezzare che i sintomi superficiali siano importanti per il paziente, e non sto proponendo che non dovremmo mirare a rimuovere la causa dei sintomi ... ma qual è la causa?

Quanto in profondità si può andare per trovare la causa senza produrre stress nell'intero paziente? La Respirazione Primaria può comunicarci questo ed è uno strumento inestimabile per aiutarci a trovare la causa.

Ci concentreremo sul rintracciare la causa.

Trovare la causa attraverso l'anamnesi è un altro argomento che verrà affrontato in seguito.

# CAUSA

***La nostra professione si basa su una filosofia e metodologia uniche.***

Non crediamo che la malattia sia una causa, ma un sintomo di una più profonda disproporzione.

Abbiamo tutti sentito queste parole, ma la maggior parte degli osteopati rimane incapace di vedere i segni e i sintomi presentati dal paziente come parte di una causa più profonda che deve essere affrontata.

Se qualcuno si lamenta di una spalla congelata, allora viene trattata come la causa della sua disfunzione, quando in realtà non abbiamo fatto nulla per scoprire perché il paziente è malato se non essere guidati da una storia che abbraccia il superficiale. Il paziente dice: "Ho usato troppo il braccio facendo questo e quello." Il riduzionista in noi è felice e si sente come un vero medico facendo tali connessioni superficiali. Questa non è osteopatia.

Quando ero a Kirksville nel 1965, mi è stato ripetutamente sottolineato che i sintomi non erano la malattia. Chiunque può trarre conclusioni semplici. Chiunque può trovare una malattia e etichettarla.

Still vedeva nell'organismo umano molto più in profondità. A cosa stava puntando e come iniziamo a esplorare questo principio di trovare la causa?

La causa in un quadro riduzionista è un evento di forza isolato. L'effetto è ciò che deriva dalla causa. Le cose non sorgono solo da cause locali ed eventi attuali. L'intera vita del paziente è il palcoscenico su cui si verifica l'insulto.

Qualsiasi lesione che non è stata trasmutata rimane in noi. Queste lesioni non dormono; inerti, crescono ogni giorno nell'oscurità di un mondo inconscio.

Le lesioni sono dinamiche; sono vive. Consumano un'enorme energia.

Le lesioni continuano a crescere fino a quando la Marea le porta alla luce in un momento in cui il tutto si guarisce.

Il potere e il tempismo per la conversione di una lesione provengono dalla Marea. Questo è un principio di guarigione. Non può essere forzato a risolversi.

Il potere di integrare proviene dalla riserva funzionale che il paziente ha nel tutto. La riserva funzionale è un deposito quotidiano di forze vitali, ma potrebbe esserci una lesione che drena la riserva tanto velocemente quanto si riempie ... questo porta spesso a dipendenza e dipendenza dagli altri per energia e identità. Attenzione: essere psicologo non aiuta qui ... potrebbe far approfondire la lesione.

Ora inizieremo a trovare la causa. Il percorso che seguiamo è dettato dalla salute, che non ci permetterà di andare dove la nostra logica vuole. La Marea proteggerà il paziente dall'auto-osservazione mentre trasmuta il campo di lesione.

# IL FULCRO

## Pratico

Principale lamentela ... qualsiasi cosa, non solo strutturale. Trova il campo di lesione ... e i confini.

Trova i vettori di forza e seguili fino al fulcro. Passa attraverso il fulcro come se fosse una porta.

Ti porterà in una nuova area, un nuovo campo di lesione.

Vai nell'area.

Trova i confini e i vettori di forza. Trova il fulcro.

Puoi facilmente passare attraverso la porta o la Marea ferma il tuo progresso?

Continua da un luogo all'altro finché la Marea non ti lascerà passare attraverso la porta.

Quindi tratta il paziente qui, non nell'area della principale lamentela. Ricontrolla tra cinque o sei settimane.

*Il Neutro è in attesa; non è flaccido.*

*È vivo e pronto.*

*È uno stato di riserva finemente sintonizzato che viene attivato da un'influenza esterna, che lo sposta in azione. Non ha volontà propria.*

****Grazie alla ricerca di Karen Gadja, D.O., sappiamo che l'idea di neutro, o inattività, appare nel lavoro di Fryette già nel 1915.*

# MEDITAZIONE

Osserveremo alcuni dei doni di cui siamo benedetti come risultato della creazione.

## *L'Osservatore*

Ci è data la capacità di osservare la creazione mentre avviene.

Generalmente, l'osservatore è fisso... incapace di essere liberamente spostato dalla vita e dalla Marea mentre si sviluppa. Ci sono implicazioni molto grandi per questa libertà: un cuore neutro, pace interiore e amore.

Considera la realtà che "tu non sei il tuo osservatore."

Non hai bisogno di osservare. È fatto per te, come il tuo respiro. Per favore, osserva lo spostamento automatico dell'osservatore come un movimento della Marea piuttosto che un'abitudine durante questo tempo di meditazione. Il movimento intrinseco di un osservatore libero è essere centrato e fermato dal respiro della vita, poi tutto è un unico movimento.

## *La consapevolezza può dispiegarsi come un embrione*

## *Il Respiro della Respirazione Toracica*

Ecco qualcosa che rivela la natura della nostra ottusità.

Dobbiamo essere respirati, dentro/fuori, dentro/fuori, con un'intimità che scioccherebbe la maggior parte delle persone. Dentro di te c'è il grande movimento della vita ... non una macchina, ma un risveglio dell'esistenza momento per momento. Morte/nascita ripetendo un dramma che permette la crescita e la guarigione ponendo fine al passato e permettendo al futuro solo pochi secondi di esistere prima che muoia.

***Osserva semplicemente il venire e andare ... e vedi dove porta***

## *Il Mare Intorno a Noi*

Stiamo osservando questo Mare e il respiro della Marea Lunga. È un oceano. Nella linea costiera dell'orizzonte il fluido respira. Passa attraverso il mondo materiale come se fosse trasparente. La consapevolezza di questo è aborigena. È normale sentirlo. È parlato come una Madre Divina in molte tradizioni. La sensazione di questa presenza è molto intima e porta con sé un senso di nutrimento e rifugio. Trasforma l'isolamento. La risposta di una persona è riposante. Poi l'oceano si espande.

## *La Quiete della Zona C*

C'è una quiete sempre presente nella Zona C, che è il nostro luogo di riverenza per il Divino. Può essere percepita nel cuore e nel santuario interiore.

## *Cambio Automatico*

Mentre osserviamo le attività individuali sopra, quella che è in primo piano si sposterà automaticamente. Come abbiamo detto sopra, lascia che il focus della tua attenzione sia libero; non spostarlo; si muoverà da solo verso la guarigione e la completezza. Questo è importante da vedere.

## *Riposo*

Cosa fai tu?

Niente altro che riposare e osservare ... lascia che la Marea abbia il fulcro dell'intenzione, allora sarai semplicemente a riposo (neutro) e in buona compagnia.

## *Note a piè di pagina*

Il nostro respiro è solitamente un effetto del nostro stato mentale interiore: pensieri, paure, immagini; il nostro motore mentale è instabile, si muove rapidamente, identificando ogni movimento come "me."

Quando portiamo la nostra attenzione ai paesaggi sopra e lasciamo che la consapevolezza si dispieghi con la sua intelligenza, seguirà un paesaggio poi un altro, spostandosi automaticamente mentre tu mantieni semplicemente l'intenzione di essere a riposo e neutro.

La mente, a un livello superiore, unisce i quattro paesaggi in uno. Senza che noi lo sappiamo, quest'altra mente è consapevole del fulcro attorno al quale tutti e quattro coesistono come uno. Quest'altra mente ti porterà a un luogo di riposo più profondo, una quiete centrale su cui ogni respiro diventa uno e da cui siamo nati. È la salute che lavora in noi, guidando la meditazione. A volte si riscalda.

Mentre siamo guidati, le distrazioni entreranno. Non resistere alle distrazioni.

Rimani neutro. Lascia che la Marea muova la meditazione. Man mano che la meditazione procede, i ritmi cambiano sia nella respirazione primaria che in quella toracica, le cose rallentano, il tono simpatico in noi diminuisce... si verifica un sollievo... poi il respiro si ferma da solo. Potremmo essere senza fiato per un momento, ma qualcosa ci sta nutrendo, unendoci.

# RISUSCITAZIONE DEL PAZIENTE

Ci sono una varietà di metodi di rianimazione che abbiamo esplorato attraverso le Fasi. Quello con cui ci impegniamo oggi è per un tipo particolare di paziente: il paziente che ha sentito la propria salute, identificato il proprio sé come sé, e sentito una presenza che lo ha centrato (guarito).

Nel momento in cui si viene toccati dalla presenza della Marea, si diventa trasparenti alla bellezza dell'amore che ci pone ciascuno al centro dell'eternità. In questi momenti si comunica con il divino in qualche stanza segreta che il clinico non può vedere.

Era comune nella mia pratica come medico generico avere pazienti che chiamavano per un appuntamento e, entrando nella sala di trattamento, dicevano: "Non sono malato ma mi manca la sensazione di quella presenza. Mi manca Dio. Puoi aiutarmi a ritrovare quella relazione?"

La richiesta assumeva molte forme ... Non ne ho mai messo in dubbio la validità.

In ogni caso, potevo ricordare chiaramente il momento in cui quella particolare persona, durante il trattamento, si collegava alla bellezza e alla persona della salute incarnata in sé stessa mentre un velo profondo cadeva su di loro, nascondendo il contenuto degli eventi ai miei occhi.

Poi venne ...

La sensazione nel "collegarsi" con il divino. Una sensazione di attività nel terzo ventricolo che si estendeva a una presenza esterna che giaceva nel cuore perfetto ...

Un senso del paziente risvegliato nelle stelle, a casa.

La lunga leva, che raggiunge un fulcro, conosciuto come

mistero per le nostre menti ma amato dai nostri cuori.

In presenza di quella presenza arriva una completezza, una guarigione...

Qualcosa che supera qualsiasi sofferenza personale che è isolata dal calore di quella presenza.

La sensazione di cui eclissa tutto il nostro dolore da qualsiasi causa.

Le innumerevoli volte che ho visto questo, sembra sempre esserci un senso dell'estensione della mente del paziente (terzo ventricolo) verso l'esterno, verso una presenza che vive per noi nelle stelle.

Sempre, quando questo accadeva, pensavo, "sono guariti." E di solito i loro sintomi clinici si risolvevano ...

Ricorda, queste erano persone che conoscevo da molti anni ... Non voglio che tu pensi che questo punto sia stato raggiunto miracolosamente, in un solo trattamento; è stato attraverso molti trattamenti e duro lavoro da parte del paziente per guarire utilizzando tutti i parametri dell'atteggiamento mentale, dieta, esercizio fisico e scoperta personale- di sé, e, raramente, farmaci per brevi periodi di tempo.

Quando i pazienti tornavano, ero sorpreso, avendo pensato che una volta trovata la salute, non avrebbero più avuto bisogno dei miei servizi.

Ma le vecchie abitudini si insinuavano ... la psiche avrebbe ingaggiato "causa ed effetto" come realtà e si sarebbe stabilizzata in una dualità dentro di sé.

Anche se la salute dei pazienti non era diminuita, il loro senso di normalità era la consapevolezza di una divinità vivente. Senza quel senso, si sentivano fuori equilibrio e cercavano risoluzione attraverso trattamenti.

Tutta la mia conoscenza di queste cose l'ho appresa dai miei pazienti e dalla loro esperienza ... non ho mai indicato a nessuno di loro che queste cose potessero accadere ... li ho seguiti e la Marea come mio insegnante ... questo non era un sistema di credenze con cui sono entrato in pratica.

Uno dei cambiamenti percettivi interessanti in Sutherland è stato quando ha sentito la presenza divina e ha iniziato a riferirsi alla Marea come "Papà" ... per me questo parla di un senso innocente di essere amati e guidati da una mente superiore, quella a cui il Dr. Still si riferisce così spesso.

Quando un paziente richiedeva questo tipo di "messa a punto" ... non avevo idea di cosa fare ... quando li controllavo, non c'erano lesioni evidenti. Forse la vitalità era un po' bassa. Forse l'accensione era un po' giù ... ma davvero niente da chiamare lesione. C'era un certo livello di integrità.

Man mano che maturavo nella pratica, riuscivo a vedere un modello nello stile di trattamento che la Marea creava per allineare la percezione del paziente con la consapevolezza del divino.

# LA PRESENZA ESTERNA

## Pratico

Lascia che il paziente persegua il Neutro da solo. Di solito dico loro: "Vai a sdraiarti e vai al Neutro ... arriverò." ... Lo fanno.

Quando arrivo diversi minuti dopo, stanno trasmutando verso il Neutro.

Trasmuteranno attraverso un livello Neutro di due o tre cicli al minuto fino a un Neutro sulla Marea Lunga ... questo avviene lentamente e facilmente in pochi minuti.

Quando raggiungono un plateau al Neutro della Marea Lunga, iniziano poi a fermarsi nel loro slancio verso un Neutro più profondo all'interno del Silenzio Dinamico. Se potessero andare fino in fondo, non avrebbero bisogno di trattamento.

Il nostro compito, quindi, è aspettare al Neutro per il Silenzio Dinamico, affinché loro arrivino a quel luogo, non seguirli ... aspettiamo in questo luogo dove arriveranno più tardi.

La nostra attesa in questo Neutro è il trattamento. La nostra mente è centrata all'esterno nella presenza esterna del mare intorno a noi ... non percepire nulla all'interno anche se vedi il luogo Neutro del Silenzio Dinamico come dentro il paziente.

Il nostro fulcro percettivo è all'esterno, non nel paziente.

La presenza esterna non è la Marea Lunga o il Silenzio Dinamico, ma una mente che vede attraverso tutto ... come dicono i buddisti, "la mano della compassione." Come dicono i cristiani, "l'amore di Dio."

Quando il paziente entra nel Neutro del Silenzio Dinamico, diventa lentamente informe, e mentre lo fa sentirai un momento in cui la mente del paziente si aggancia a un luogo lontano ... e poi non vediamo nulla ... l'incontro è sacro, nascosto a noi.

Una volta che si collegano, le nostre mani vengono rimosse silenziosamente mentre la guarigione avviene in un modo a noi non visibile.

Più tardi, forse venti minuti... il paziente si muove.

La disciplina nella Fase Sei è mantenere la tua attenzione all'esterno con la presenza della divinità che ci centra.

# UNA DISCUSSIONE GENERALE SUI GIUNTI

Alla fine della Fase Cinque abbiamo esaminato la cucitura centrale del viso. Questa è una cucitura molto importante in molti modi, incluso per comprendere i seni nasali e l'arcata dentale superiore.

Le cuciture sono ovunque.

Appaiono nel protoplasma, come spazi che si aprono nella mancanza di forma.

Le cuciture forniscono la base geometrica della forma.

# ULTERIORI COMMENTI SUI GIUNTI

La caratteristica essenziale di una cucitura è lo spazio, non lo spazio tra i punti di riferimento anatomici.

Lo spazio è uno stato specifico della vita in cui la matrice invisibile della salute inizia una crescita ordinata.

Lo spazio è più grande della funzione che crea.

Le forze terapeutiche riconoscono le cuciture poiché spesso scompaiono in una cucitura prima che le cuciture si fondano nello spazio puro.

Le forze terapeutiche che si impegnano in una cucitura variano dalla Marea Lunga e il Silenzio Dinamico alla luce liquida della salute.

Lo spazio è una sostanza ricca e oscura. Still disse: "La vita è quella sostanza che riempie tutti gli spazi dell'universo."

Il Dr. Schooley menziona questi principi nel suo articolo "Fulcri." Vedi il Journal OCA del 1953.

In pratica clinica si riconoscono tre tipi di suture:

La sutura anatomica è riconoscibile come una posizione, come la sutura tra la parte superiore e quella centrale del viso, che può essere identificata seguendo una serie di punti di riferimento. Se si inizia anteriormente al nasion, si può palpare una sutura che va lateralmente attraverso l'orbita e gli occhi nella sutura zigomatico-frontale. La sutura poi passa attraverso il disco dell'articolazione temporomandibolare (ATM) nella fossa temporale e lungo la giunzione squamosa petrosa mentre passa delicatamente sopra l'orecchio esterno. Da lì continua sopra il processo mastoideo, attraverso l'asterion e nel seno trasverso. Ci sono alcune varianti genetiche, ma il modello è abbastanza chiaro quando palpato su una persona vivente. Anche le strutture intracraniche sottostanti si trovano su questa sutura.

Un'altra cucitura è chiamata la cucitura funzionale. Questa si trova nel campo fluido (Zona B). È il luogo da cui la cucitura funziona effettivamente in un particolare paziente. Si trova spesso a una notevole distanza (pollici) dalla cucitura anatomica. Trovare la cucitura funzionale è il modo in cui prendiamo decisioni su dove trattare e valutare i progressi di una serie di trattamenti.

Il terzo tipo di cucitura la chiamiamo la cucitura della salute. Questa cucitura è perfetta. Non ha una posizione anatomica in cui si può percepire la sua presenza. È dove è. Poiché siamo così dipendenti dall'anatomia come punto di riferimento, spesso troviamo questa cucitura spostata ... non è spostata, è l'anatomia ad essere spostata. Allinearsi con questa cucitura sana e la sua verità cambia molte cose.

Il discernimento di queste cuciture richiede pratica. Sono necessari almeno cinquanta casi per ottenere la "sensazione" di queste cose. Bisogna applicare nuovi principi, ma la cosa più importante è la morte delle vecchie abitudini e del pensiero convergente.

La percezione in questo ambito dipende dalla neutralità mentale e dall'essere "centrati dalla Marea." Questo non è facile ed è un passo impegnativo. Potrebbero volerci molti anni per raggiungere una consapevolezza naturalmente neutra. Bisogna desiderare il cambiamento per ragioni concrete o nulla può accadere. I nostri cervelli possono riprogrammarsi solo se siamo neutrali. Questo permette alla neuroplasticità di esprimere la sua dinamica.

# IL TRATTAMENTO DELLE LESIONI INTRAORALI SENZA AZIONE DIRETTA

La storia della tecnica craniale ha seguito due fiumi, uno diretto e uno indiretto.

Nella Fase Tre abbiamo discusso il campo fluido della cintura durale anteriore. Come ricorderete, l'alone intorno all'estremità craniale della linea mediana della placca embrionale (cluster angiogenetico) discende come un'onda fluida per creare il diaframma, il cuore, i polmoni, l'intestino anteriore, il fegato e altre funzioni in posizioni predeterminate, stabilite dal movimento dell'intero embrione.

Lo stesso campo fluido crea tutte le funzioni dal bregma allo xifoide, inclusi i segmenti del campo fluido che abbiamo esplorato nella Fase Cinque.

Se puoi immaginare un'area a forma di uovo dalla sommità della testa fino a poco sotto il diaframma, vuota di anatomia, allora puoi apprezzare un'unità di funzione espressa dal campo fluido della cintura durale anteriore.

La Marea continua a insegnarci nuovi formati e disegni che dissolvono i nostri limiti anatomici in un mondo inesplorato dalla scienza—un mondo che A. T. Still vedeva chiaramente, così come il suo collega W. G. Sutherland.

La mappa non è in nessun libro ... è nei tuoi pazienti ... osserva ... se vedi una forza o un percorso terapeutico ripetitivo, ricordalo. Scrivilo.

Non serve a molto imparare l'embriologia e sovrapporla al paziente o alla respirazione primaria ... tutto ciò che deriva dall'imposizione sono cattive abitudini e limitazioni per tutti noi ...

osserva solo la natura ... e ricorda ... la storia guadagnerà in memoria dalla fonte stessa ... davvero. Il fluido seguirà una matrice che è invisibile, tranne per la scia lasciata nel campo fluido mentre passa sotto il potere della potenza della trasmutazione.

Ascolta la tua immaginazione, come ci ha detto Sutherland di...

L'immaginazione è una forma di conoscenza che supera l'intelletto. È una funzione superiore.

Fidati di ciò che vedi e la tua immaginazione ti porterà in una conversazione con la Marea ... e una conversione dei tuoi sensi.

Chi è giunto a questa verità se non grandi pensatori come Socrate e Platone, che erano e sono rispettati come "eccezionali"? ... affronta la sfida in te stesso di usare una facoltà superiore ... guarda oltre la rigidità dei libri e delle opinioni degli esperti ... diventa libero, metti alla prova il valore della fiducia ... poi decidi qual è la vera natura dell'immaginazione. Un'immagine è creata nella nostra mente dal movimento delle forze terapeutiche ... come la scrittura nel cielo da parte di un aereo ... non siamo noi a fare la scrittura; il mondo naturale la inscrive per noi... l'immagine è formata dal reale uso dei nostri sensi. Una vera forma di conoscenza.

Studia e vedrai che la tua paura di essere ingannato dalla tua immaginazione è ciò che ti ha ingannato nel pensare in quel modo.

# Pratico

La parte inferiore del viso medio e la cintura durale anteriore sono due aree che si intersecano (vedi schema sotto).

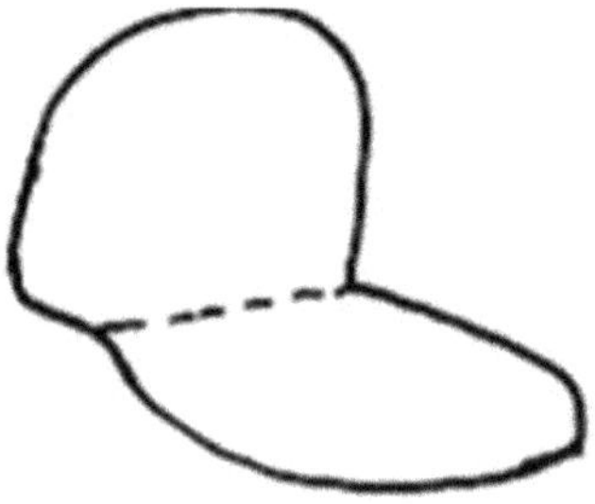

L'interfaccia anatomica si verifica all'incrocio dei processi pterigoidei dello sfenoide e delle ossa palatine immacolate... questa area merita di essere studiata con le singole ossa in mano, perché è una delle articolazioni più belle del corpo. Il palatino è ispirante da studiare, essendo così fragile e così intrecciato in molte funzioni. Mentre percepisci questa interfaccia, cerca distorsioni di forma e funzione... sarà chiaro se è presente qualche stress anatomico.

Come sai, ci sono palati fessurati congeniti e lesioni dentali, e i bambini spesso hanno oggetti come matite in bocca che vengono infilate con forza nei palati molli e duri, lasciando notevoli disagi. Questa area si distorce anche ogni volta che c'è un trauma alla volta... vedi Fase Tre, il sacco periosteo.

L'attività funzionale coinvolge i campi fluidi localmente e come si collegano allo spazio a forma di uovo descritto sopra e, in ultima analisi, all'intero della Zona B (il corpo fluido). Mentre percepisci il respiro della respirazione primaria in questo campo fluido, potresti sentire fluttuazioni fluide aberranti e/o uno spostamento tra l'anatomia (Zona A) e il campo fluido (Zona B)... a volte i fulcri per ciascuno sono molto distanti.

La relazione biodinamica con quest'area e il tutto è percepita attraverso la relazione tra il fulcro centrale e la presenza esterna della respirazione primaria che l'ha creata ... è qui che la parola Biodinamica ha origine nel nostro lavoro.

Utilizzeremo questa conoscenza mentre trattiamo, concentrando la nostra attenzione sul vuoto nella testa e sul suo fulcro a forma di uovo al centro. Non stiamo coinvolgendo il campo fluido o l'anatomia, solo il livello biodinamico del seme e dell'oceano da cui proviene.

Una volta che hai stabilito una consapevolezza dell'uovo e della presenza esterna, disciplina la tua mente a rimanere solo con la presenza esterna ... noterai processi interni ... non agganciarti a loro.

Vedrai attività dal diaframma alla sommità della testa, dimostrando che la lesione non è locale ma si trova nello spazio più grande attraverso il quale la forma e la funzione sono sorte e continuano a svilupparsi come un'unità.

Nel modello biomeccanico, la tua azione è diretta e locale. Si pensa che i nervi siano compressi dalle ossa. Se avessi un bambino con disfagia o scarso sviluppo del linguaggio, andresti al forame giugulare per rilasciare la pressione nervosa ... nel modello biodinamico andiamo a una causa più fondamentale e lasciamo che il tutto si riequilibri ... il motivo per cui menziono questo è che quando si trattano problemi dell'arcata dentale superiore nei bambini, il rilascio che sblocca l'arcata dentale è spesso molto più in basso nel campo fluido del diaframma. Il rilascio è un'onda, non un vettore di forza tissutale.

Lavorando con questo semplice principio, molti casi saranno aiutati con immediatezza e non con lunghi trattamenti multipli. La velocità di recupero è maggiore, e questo di per sé indica un processo più raffinato.

Sii consapevole che ti sto dando un appiglio per iniziare, ma man mano che la tua comunicazione e fiducia crescono, le tue mani lavoreranno diversamente, poiché la Marea dirigerà il loro atteggiamento in qualsiasi paziente.

# ULTERIORI COMMENTI SUGLI STRAIN INTRAORALI

Questa sezione riguarda un metodo di lavoro che sostituisce la tecnica intraorale. Comporta la comprensione della relazione tra la presenza esterna della Respirazione Primaria e il fulcro centrale per l'intera testa. Nella Fase Cinque abbiamo osservato la testa priva di anatomia e campi fluidi, solo una testa vuota e scura. Al centro di questo vuoto c'era uno spazio a forma di uovo, un tono meno scuro rispetto ai suoi dintorni. Un fulcro delle dimensioni di un uovo di quaglia. Questo fulcro è centrale per tutta questa regione e il torace. È come un seme da cui avviene il dispiegamento.

Con le nostre mani contatteremo l'arcata dentale superiore e la regione sulla cintura durale anteriore giustapposta alla sutura coronale. Questa particolare posizione delle mani è solo una porta verso una realtà più grande. Questo è un inizio anatomico da cui ci dissoceremo mentalmente durante il trattamento. I campi fluidi sono molto più grandi dei punti di riferimento anatomici locali. Ad esempio, la cintura durale anteriore non è un tessuto ma piuttosto un campo fluido che estende la sua influenza dalla volta fino al di sotto del diaframma... quindi... durante il trattamento dobbiamo essere consapevoli di un'area vasta.

L'interfaccia funzionale tra l'arcata dentale superiore e la cintura durale anteriore è il luogo dove i palatini e le placche pterigoidee crescono e si sviluppano. Ricorda, lo sfenoide cresce fuori dal campo fluido durale anteriore, così come i palatini... pensa a questo sinceramente. Questa interfaccia tra i due archi è un'area importante da studiare in dettaglio. Comprendere questo, e il fulcro concettuale per l'intero movimento del campo fluido, apre una porta a un trattamento funzionale e biodinamico per un'ampia area, inclusi quelli precedentemente corretti utilizzando tecniche intraorali come descritto da Sutherland e Magoun.

Alcune situazioni cliniche in cui questo approccio può aiutare:

- Problemi ai seni paranasali
- Problemi adenoidi e tonsillari
- Ernia iatale
- Singhiozzo
- Rigurgito

### *Trattamento:*

Allinearsi con l'anatomia per percepire eventuali deformità strutturali evidenti.

Poi percepisci l'aspetto funzionale dello spazio, degli archi e del fulcro centrale nella testa vuota... poi diventa consapevole della presenza esterna della Respirazione Primaria, e applica più della tua attenzione all'esterno, a questa presenza, e aspetta... ma questa volta osserva l'attività di trattamento nei campi fluidi in modo da poter vedere la dinamica dei fluidi al lavoro e comprendere la mente fluida. Percepisci l'intero corpo fluido dal bregma allo xifoide.

Il trattamento spesso si dirige lontano dall'area di patologia e ci avvisa della "causa dietro la causa" ... per esempio, un bambino con grandi adenoidi può dimostrare, durante il trattamento, un rilascio sull'altezza verticale del campo fluido dallo xifoide al bregma, informandoci che il problema coinvolge un'area più grande di quanto i sintomi suggeriscano ... questo è estremamente utile.

# LA PRESENZA ESTERNA DELLA RESPIRAZIONE PRIMARIA E IL FULCRUM INTERNO DELLO SVILUPPO PER LA TESTA E IL TORACE

Abbiamo esaminato le diverse forme di respirazione inerenti ai diversi livelli di attività sia nella respirazione toracica che nella Respirazione Primaria. Abbiamo anche riconosciuto che queste due forme di respirazione co- emergono come una e successivamente vengono suddivise in livelli dalla separazione dell'individuo dalla salute. Possiamo perseguire una comprensione di questo unico respiro embrionale attraverso l'osservazione personale in noi stessi (contemplazione). Maggiori dettagli su questo nelle Fasi Sette e Otto.

Durante la pratica, abbiamo esplorato un principio di trattamento. Abbiamo portato il fulcro in una testa "vuota" nella nostra consapevolezza e contemporaneamente eravamo consapevoli della presenza nel mare intorno a noi. Non è stato fatto alcuno sforzo per collegarli, poiché sono già uno.

Di solito, gli effetti terapeutici di questo tipo di trattamento sono un neutro sulla Marea Lunga prima del trattamento che si trasmuta in un neutro nel Silenzio Dinamico, e una sensazione di assenza di forma nel paziente. Subito dopo, c'è una sensazione del "terzo occhio" (terzo ventricolo) che si riconnette con la presenza della Respirazione Primaria nelle stelle (questo è il momento in cui il paziente ritorna a una consapevolezza percettiva legata a un senso intimo di amore e sicurezza... è per questo che sono venuti), e a volte c'è luminosità.

Il punto finale è un mistero, poiché il paziente è ora in una camera segreta con la Marea. Possiamo sapere quando togliere le mani dal paziente perché la presenza ce lo dirà, sia direttamente che spostando la nostra coscienza.

Non c'è alcuna indicazione da parte del paziente di quando abbiamo finito.

Il tipo di paziente che risponde a questo è sano. Questo è davvero una forma di riequilibrio, non di rianimazione o trattamento. Questo è il tipo di paziente che ha personalmente sentito la persona della Marea e ne ha riconosciuto la compassione.

Oggi torniamo a questo principio di trattamento come sostituto della tecnica intraorale. Questa volta sarà un vero processo di trattamento, non un riequilibrio; il paziente di solito non è attrezzato per avere il terzo occhio ripristinato. Il trattamento mostrerà le relazioni del campo fluido embrionale che convalidano l'insegnamento di Blechschmidt e Sutherland.

Questo approccio apprezza la relazione tra il campo fluido della cintura durale anteriore e l'arcata dentale superiore... questo è diagrammato sulla lavagna. Si prega di ricordare che la cintura anteriore è un campo fluido che non è limitato alla duplicazione durale del seno sfeno-parietale.

Le impostazioni cliniche in cui questo può essere efficace sono sinusite, adenoidi ingrossate, tonsille ingrossate, lesioni palatine, disfunzioni somatiche orofaringee, singhiozzo, ernia iatale, disfagia, russamento (funzionale) e perdita di altezza verticale nel campo fluido dal bregma allo xifoide... è usato molto negli adolescenti per problemi respiratori acuti superiori, poiché il drenaggio linfatico per l'intera regione è influenzato dalla dinamica del campo fluido e dal Neutro (vedi WGS e la sua relazione con il Neutro e la risoluzione infiammatoria).

Il trattamento è organizzato attorno al fulcro al centro e alla Presenza Esterna della Respirazione Primaria. La sensazione di questo potrebbe essere un po' diversa da come era prima, perché spesso i pazienti vengono visti per interventi

acuti e i loro neutri sono deboli. Potrebbe esserci più fluido nella consapevolezza e meno Silenzio Dinamico. Spesso, otteniamo alcuni effetti di modellamento lento nella testa e nel torace mentre la Marea risolve l'integrità della lesione. Ad esempio, l'area che si rilascia potrebbe essere il campo fluido del diaframma anche se i sintomi clinici possono essere nelle tonsille. Impareremo molto sull'embriologia mentre osserviamo il trattamento rivelare i fatti di come la Salute vede se stessa.

*È il non-ancora nel presente,*

*il sapore del frutto che non esiste ancora, appendendo il fiore al ramo."*

*–Laurens van der Post, Venture to the Interior*

# LE ESTREMITÀ

Abbiamo imparato molto dal lavoro successivo di Sutherland sulle estremità. Dettaglierò la storia di quel lavoro più avanti nel nostro secondo pratico sulle estremità.

Ci sono momenti, nella pratica, in cui vogliamo osservare l'intera estremità e la sua integrità. C'è una completezza in un arto che include entrambi gli arti come unità di funzione.

Questa completezza è vitale per la riparazione di un'estremità danneggiata e il suo processo di risincronizzazione, dove l'interazione di muscoli, legamenti e membrane avvolgenti hanno un fulcro comune da cui la completezza può fluire mentre l'estremità si muove. Abbiamo utilizzato il lavoro di Sutherland sui Punti di Potere, il suo lavoro sulla dinamica dei fluidi e una conoscenza di base dell'embriologia per trovare un metodo che coinvolga l'intera estremità e non le parti.

Ricostruire un'estremità riguarda la sua funzione, non la sua struttura. Perché? Perché un muscolo in un'estremità non nasce da un segmento di notochorda e migra... nasce dal fluido locale in una posizione specifica. Ad esempio, il muscolo brachioradiale nasce dal fluido in quella posizione. Il fluido si modella nella forma del muscolo da cui funziona. La forma del muscolo È la sua funzione.

Non si trova alcuna struttura rigida a meno che il campo fluido non si blocchi e non possa esprimere neutro.

Il campo fluido che forma tutti i muscoli e il tessuto connettivo è una goccia. Poi sviluppa cuciture che chiamiamo piani fasciali e forme che chiamiamo muscoli,

legamenti, ecc. Ma ... ma ... il fluido è centrato attorno alla linea mediana dell'estremità in modo funzionale ... e ... dov'è il fulcro per la funzione dell'intera estremità ... e ... dove questa linea mediana si interseca con la linea mediana della notochorda del tronco ... da dove l'arto è nato come un germoglio? Tutte queste cose sono entrate nella creazione di un arto ... sono corrette nel tuo paziente?

Pensiamo all'Osteopatia. Se un muscolo danneggiato deve riformarsi, ricostruirsi e risincronizzarsi come parte di una miriade di attività sinfoniche, come si realizza ciò in un braccio sano? Bene, il neutro è stabilito nell'insieme, poi un cambiamento automatico fino a quando tutte le funzioni (parti) si sono riorientate alla linea mediana e al suo fulcro. Poi, al fulcro centrale, le due estremità diventano una, un'unica espressione da un unico fulcro che germoglia in due direzioni da un unico seme ... una, non due, funzioni separate. C'è solo un braccio e una gamba ... queste immagini singole appaiono come due immagini ... ma è un'immagine posta su due lati.

Che dire di un paziente che non ha queste qualità al lavoro nell'estremità? Possiamo aiutare queste parti a riallinearsi, risincronizzarsi, ripararsi e trasmutarsi in modo che il campo fluido non rimanga bloccato nello stato alterato e appassito? Certamente.

Il metodo deve essere preciso.

Clinicamente, vediamo casi di estremità schiacciate. Vediamo casi di ustioni. Vediamo ritardi nella crescita. Vediamo lesioni dove l'uso ripetitivo causa la desincronizzazione e il surriscaldamento dell'estremità, portando a un fulcro compensatorio e a funzionare in antagonismo con l'altro lato. Diamo a queste situazioni un numero diverso di nomi altisonanti, spesso prescrivendo esercizi che possono solo aggravare la salute del tutto, perché il tutto non è sincronizzato e in grado di ricentrarsi e ricostruirsi. Vediamo danni alla spalla nei neonati. Vediamo spalle congelate che hanno perso tutta la sincronizzazione interna e si bloccano come un motore senza olio. Vediamo sindromi del tunnel carpale, ecc. C'è solo un processo che deve essere al lavoro: la dinamica dei fluidi interiore che forma l'intera estremità. Poi guariamo quando l'integrità è ripristinata.

Speriamo di fornirti gli strumenti e il materiale per pensare e trattare a un livello raramente raggiunto nella nostra professione.

Vedremo terapie familiari e troveremo l'intero processo piuttosto semplice e gratificante.

# TRATTAMENTO DELLE ESTREMITÀ ATTRAVERSO LA LINEA MEDIANA

## *Sezione uno: Le Linee Medianee Centrali e Periferiche*

Tutti noi abbiamo ricevuto informazioni sui dermatomeri e i miotomi nella nostra educazione di base. È ovvio che questi segmenti si relazionano tra loro e trovano la loro posizione attraverso una qualche intelligenza organizzativa superiore. L'intelligenza è di per sé un mistero, ma possiamo renderci conto, studiando Sutherland e attraverso la nostra esperienza, che la linea mediana del tronco e la linea mediana nelle estremità sono collegate in punti specifici. Questi punti, o fulcri, sono le linee organizzative del progetto della Salute.

Le nostre valutazioni includeranno questa perfezione, e anche il punto compromesso di relazione da cui il paziente sta effettivamente funzionando.

Una conoscenza pratica del settimo segmento embrionale cervicale e delle gemme degli arti è necessaria e vale il tuo tempo e sforzo...

# TRATTAMENTO DELLE ESTREMITÀ E DELLA RESPIRAZIONE PRIMARIA

### *Sezione Due: Punti di Potere*

Questo argomento è nuovo per la professione. Fino a quando i Punti di Potere sono stati introdotti, le estremità venivano trattate utilizzando la tensione legamentosa bilanciata, senza il supporto delle forze terapeutiche della Respirazione Primaria... la tensione legamentosa bilanciata è stata insegnata da Sutherland nei suoi primi anni; probabilmente l'ha ricevuta dal Dr. Still.

Oggi vengono insegnate varie forme di tensione legamentosa bilanciata. Alcuni usano barriere, altri una varietà di metodi diretti e indiretti. La tensione legamentosa bilanciata non coinvolge la Respirazione Primaria. Anne Wales ha detto che Will Sutherland insegnava la dinamica respiratoria toracica con le estremità; c'era una direzione nel suo lavoro verso i principi funzionali.

Più tardi nella sua vita, Sutherland iniziò a incorporare la sua comprensione della dinamica dei fluidi, della potenza e dell'embriologia nei principi per il trattamento delle estremità. Chiamò il processo Punti di Potere. Sono stato introdotto ai Punti di Potere da Ruby Day nel 1984. Anne Wales mi disse in seguito che non aveva appreso questo da Will perché suo marito stava morendo in quel momento (possa riposare con lei in eterno).

Apparentemente, alla Sutherland Cranial Teaching Foundation fu offerta questa informazione nel 1990 e non era interessata a essa.

Tutto ciò che vi insegneremo proviene direttamente dal gruppo di studio del Dr. Sutherland. Questo gruppo era composto da circa quindici persone che furono con lui dal 1935 fino alla sua morte.

Queste persone viaggiavano e insegnavano con lui. Solo pochi sostennero l'insegnamento di Magoun dopo la morte di Will. Molti, come Ruby Day, preferirono l'approccio indiretto e divennero silenziosi dopo la scomparsa di Will.

Questo gruppo di studio era il nucleo dell'eredità didattica di Will... persone come Alvera Millcr, Alan Becker, Annie Biddle, Rollin Becker, George Laughlin, Anne Wales, Chester Handy, Harold Magoun e Thomas Schooley erano alcuni dei nomi che mi furono resi familiari.

Più tardi, nel 1990, parlai con Rollin, e lui era a conoscenza del corso degli eventi che portarono allo sviluppo dei principi dei Punti di Potere.

Come noterete, Sutherland attinge molto dallo studio dell'embriologia nella sua scoperta di questi principi... è davvero sorprendente quanto le sue altre contribuzioni. In questa applicazione, introduce la linea mediana nel suo lavoro.

Ci sono dodici commenti che completano il quadro del suo lavoro... questi provengono da Ruby, che li ha ottenuti da Will e ha fatto piccole aggiunte.

1. Conosci l'osso... questo significa la storia dell'osso dalla concezione alla maturità. Include la comprensione dell'asse di sviluppo (linea mediana) dell'osso che organizza la forma e il ritmo di crescita.

2. Discerni il movimento intraosseo nell'osso. Questa è una delle principali intuizioni di Sutherland. Movimento all'interno dell'osso. La sua respirazione metabolica. Ci allontana dall'inerzia, dalla compressione verso la salute, l'osso che respira. Il movimento presente all'interno dell'osso è un movimento non assiale che si verifica in tre dimensioni, non il movimento biomeccanico che Magoun ha presentato.

3. Posiziona le dita con precisione. Le dita devono

incontrare il Punto di Potere, che è la fine della linea mediana interna attorno alla quale si organizzano i centri di crescita. Questa precisione è un elemento chiave. L'indice e il pollice formano un "becco d'uccello," e il Punto di Potere è inserito nella tacca del becco.

4. Tapping. Questo è un passaggio che ho aggiunto perché la linea mediana interna non è sempre facile da percepire. Quello che si può fare è dirigere la propria Marea verso il centro dell'osso. La linea mediana reagirà alla Marea e si mostrerà, permettendo di allinearsi più precisamente.
5. Percepisci la linea mediana e allineati con essa.
6. La linea mediana galleggia come un tappo di sughero sul mare.
7. Fluttua la linea mediana muovendo le due estremità in direzioni opposte.
8. Un punto di quiete apparirà una volta che la fluttuazione si porta al fulcro.
9. Dopo il punto di quiete, ci sarà uno spostamento automatico all'interno dell'osso mentre la Zona B interna normalizza i campi metabolici dell'osso, riallineando il modello di tensione.
10. Le forze terapeutiche sembrano andare fuori dall'osso mentre la Zona B più piccola e il corpo fluido più grande si fondono.
11. Dopo una pausa, l'osso spesso correggerà le disfunzioni dell'asse lungo. A volte sembra che l'osso stia sbadigliando.
12. Ritorno del normale movimento intraosseo e un cambiamento percepibile nella postura della lesione.

# NOTE WGS DA RUBY DAY

Le seguenti informazioni sono state apprese da Ruby Day da WGS tra il 1935 e il 1950. Le ho ricevute mentre studiavo con lei nel 1984.

Ci sono forze auto-correttive e potenza nell'asse di sviluppo (linea mediana vivente) che sono più importanti dell'asse del movimento.

Le forze auto-correttive utilizzeranno metodi diversi in momenti diversi durante un singolo trattamento: azione diretta, azione indiretta, movimento fisiologico opposto, eccetera.

L'attenzione è una funzione vitale. Dobbiamo concentrarci, vedere l'intero osso e il lungo asse. Questo apre un campo visivo molto ampio che si espande oltre il livello locale fino al tutto.

Non fare lavoro somatico dopo che la Marea ha fatto il suo lavoro: questo cancellerà gran parte del trattamento.

Il Dr. Sutherland era un uomo gentile, tranquillo e di poche parole.

Il Dr. Sutherland e il Dr. Arbuckle hanno sciolto la loro relazione. WGS ha detto che il conflitto richiede compassione. La schiuma soffia sempre sulla superficie dell'oceano. Il vento la dissiperà. La negatività nel mondo sarà spazzata via dal vento finché tutta l'umanità non sarà libera e redenta. La schiuma del conflitto è sempre presente nel mondo, basta lasciare che il vento soffi finché la tempesta non passa. Le lesioni vengono lavate via dal respiro della Marea.

Tocca leggermente.

Il corpo sa più di noi. Tutto ciò che facciamo è dirigere la nostra attenzione in modo preciso.

Il primo corso con WGS è stato di due settimane: una settimana di anatomia e una settimana per il CV4. Il secondo anno (1939) abbiamo avuto due settimane di tecnica e la presa della volta. Il terzo anno ce l'ha davvero dato!

Leggi Alvera Miller e Charlotte Weaver.

Riguardo ai Punti di Potere, ha detto: "L'asse lungo nelle ossa è correlato ai centri di crescita". L'asse lungo è il campo di equilibrio; le forze terapeutiche sorgono da questa linea mediana dell'asse lungo. Le forze longitudinali sono profonde e c'è una luce verticale che corregge, bilancia e guarisce.

Essere in due punti sull'asse crea un "gap". Il gap è un'impressione visiva che crea il disimpegno di lesioni sia interne che esterne (inter articolari). Le ossa si liberano da sole. Non si muovono attorno all'asse di movimento (asse meccanico). Vediamo la linea mediana; si impegna, fluttua e si ferma. Al punto di quiete devi liberare la tua mente.

Dopo il punto di quiete, le ossa cambiano forma... lunghe poi corte... respirando... correggendo... riequilibrando e guarendo... ricorda, questo sostituisce l'asse meccanico!

Tocca con attenzione; ha potere.

L'asse della linea mediana per il mascellare è nel processo frontale. La linea mediana etmoidale è nella crista galli.

# PUNTI SALIENTI DELLA FASE CINQUE

### *Trasformazione dellaCoscienza*

I campi fluidi possono lesionarsi. -WGS

La testa e la parte superiore del collo si sviluppano come una regione con diversi segmenti fluidi.

Le suture hanno velocità diverse e trasportano la forma e la potenza necessarie per creare e rinnovarefunzioni.

Lo spazio non è vuoto.

La nostra consapevolezza è un sottoprodotto della creazione; la nostra consapevolezza deve essere trasmutata.

Riequilibrio – Zona B. L'oceano e la quiete condivisa.

Il cambiamento automatico è seguito dal vuoto, seguito dall'accensione della "lampadina."

La crescita e lo sviluppo dipendono dall'azione libera dei campi fluidi. Banana, riesci a sentirlo?

Puoi percepire la bio-cinetica craniale/pelvica?

Occhi al cuore, poi dividi l'attenzione e osserva la respirazione. Cos'è la Respirazione Primaria?

# FASE SEI ... ARGOMENTI CORRELATI

## *L'Altra Coppia di Mani*

Valutazione della Zona B: A a B, B senza A, B con respirazioni, una goccia, nessuna distanza, corpo fluido protoplasmatico, corpo di fluidi, salute.

Livelli di silenzio: atmosferico, respirazione 2–3 e fulcro, scendendo in un silenzio più profondo ... la sala d'attesa nella casa sotto il mare ... il Silenzio Dinamico, incontro con la presenza come guaritore, insegnante (livello quattro), vedere il mandala dalla Cathédrale de Fribourg ... i punti di quiete sono inizi ... poi incontriamo il nuovo paesaggio e maturiamo nella nostra comprensione.

Meditazione: direzione della facile respirazione toracica, punto di equilibrio (Neutro), oceano che passa attraverso infondendo la respirazione toracica, dopo un po' la toracica infonde l'oceano (il ritorno dell'anima allo spirito), un respiro embrionale.

Notazione: il nostro respiro è solitamente connesso a preoccupazioni mondane e non è collegato alla nostra salute ... questo esercizio aiuta in questo, collegando anche la propria consapevolezza alla voce dietro il respiro.

Gli osservatori: studi percettivi. Lavorare senza consumare calorie.

Il protoplasma è dinamicamente fermo ... il Respiro della Vita lo pervade ... lo spazio si apre in una forma, la funzione inizia ... la completezza di ogni forma diversa appare e dispiega l'eternità in una vita.

L'accensione è fuoco ... porta vita, forma e saggezza.

Vertice a xifoide ... un campo fluido a forma di uovo. Riequilibrio: il corpo fluido e il suo fulcro nel mare (dai piedi).

I neutri durante il lavoro sugli arti solitamente si riferiscono alla respirazione toracica.

I fulcri sono molte cose ... in un certo senso sono semi ... nel seme c'è uno, poi, quando viene in essere, a volte ce ne sono due ... per esempio, una mano. L'immagine è una mano ma appare in due posti (cioè, due mani).

Ricostruire un'estremità richiede questo:

- Fuoco ... accensione
- Tutte le funzioni orientate alla linea mediana ... fluido tissutale e potenza
- Capacità di neutro e spostamento automatico

Pensa alla coscienza involontaria:

- Lo spazio si apre ... la funzione si muove dentro
- I punti di quiete sono inizi ... precedono il processo incarnato dell'eternità che entra nel tempo ...
- Abbiamo due tipi di memoria ... una nel tempo e una nell'eternità

# IL MARE INTORNO A NOI

In un messaggio drammatico, Rachel Carson ci racconta una verità profondamente profonda sulla natura e sulla vita. Nel suo libro *Il Mare Intorno a Noi* (Oxford University Press, 1991), quasi supera i limiti della nostra immaginazione quando parla di rocce liquide modellate che fluttuano in un grande mare di marea—un mare che ha lasciato la sua impronta nelle pietre indurite.

Chi potrebbe immaginare tutte le montagne della terra come un mare liquido mosso da una grande Marea? Il dramma del calore, della liquefazione e della trasmutazione va oltre la nostra immaginazione. E così è con la natura. È saggia e imprevedibile. E così è con il divino, un mistero d'amore inimmaginabile che ci muove sempre verso l'inaspettato oltre le nostre immaginazioni.

L'osteopatia è così. Sembra che ci si stabilisca in un sistema di credenze confortevole e improvvisamente si venga scossi dal proprio punto di vista. Si viene spostati in una comprensione più profonda e ricca. Tutta la vita cambia. Siamo tutti su una nave in mare, senza un porto di destinazione conosciuto. Il Dr. Sutherland viveva al limite di un mare sconosciuto.

Nel tentativo di commemorare William Sutherland, vorrei riflettere e commentare sulla presenza della Respirazione Primaria come un mare intorno a noi. Il mio obiettivo è condividere la mia storia nella speranza che possa convalidare altri che hanno un profondo senso di amore per la natura e Dio come il crogiolo in cui viviamo. L'uomo ha coraggiosamente preso le distanze dal suo ambiente naturale e ha polarizzato il divino in dogmi sfacciati. Nonostante le nostre credenze categorizzate, la natura possiede una saggezza maggiore dell'uomo, specialmente di una razza umana che manipola il suo ambiente senza successo.

Il mare intorno a noi, e la sua infinita varietà di movimenti ed espressioni, è il nostro ambiente naturale. La nostra consapevolezza di esso è uno stato mentale naturale. La nostra immersione in esso crea unità.

La moglie del Dr. Sutherland ha creato un dipinto a olio per lui. Si dice che rappresentasse la sua comprensione della Marea. Mi è stato detto che questo dipinto era una casa sotto il mare con tutte le porte e le finestre aperte, e da qualche parte vi erano assegnate le parole "La dimora di mio padre ha molte stanze."

Dalla metà degli anni settanta, l'immagine ha abitato la mia vita come un enigma, un'ispirazione e un fatto. Questa immagine mi ha confortato quando la vita è stata troppo grande da comprendere, e infine questo mare intorno a noi è diventato reale per me.

Il mare intorno a noi è più di un profondo silenzio. La sua presenza è amore. Non posso raccontare la storia di come ciò sia accaduto, perché non riesco a identificare atti percettivi specifici che lo abbiano portato alla mia attenzione. È arrivato inaspettatamente, eppure è sempre lì. Anche quando non ne siamo consapevoli, si sa che il mare e la sua infinità sono presenti—il mare intorno a noi, la nostra fonte essenziale di cibo, amore, e divenire. Questo processo vivente palpabile crea un cambiamento in sé stessi ineguagliato da qualsiasi forma di guarigione. Si diventa semplicemente integri, trasparenti e completi. Si è stupiti dalla comunione intima della vita e dal suo effetto sulla propria densità, destino e capacità di cambiamento.

L'osteopatia inizia per noi sotto le nostre mani o tra le nostre mani. Impariamo a sentire la resistenza e a interfacciarci con essa. Andiamo verso le barriere, lentamente, rapidamente, facilmente, e a volte con frustrazione. Se siamo fortunati, qualcuno ci offre una scelta tra le barriere e la direzione della facilità. Se persistiamo, impariamo che il movimento genera più movimento, il tutto muove la parte, e il punto finale del trattamento non è il rilascio articolare ma un cambiamento nell'intero paziente.

Ho iniziato il lavoro craniale credendo che la Respirazione

Primaria fosse all'interno del paziente, quando nessuno poteva concordare su dove fosse situata. Come ci si collegasse ad essa, se non attraverso l'attività modulata dal sistema nervoso centrale, nessuno lo diceva. L'unica soluzione era andare più in profondità. Emergevano piccole tribù. Si formavano gruppi che discutevano delle ossa, del fluido e della potenza; appariva una gerarchia di frustrazione e ci si sentiva obbligati a cercare e esplorare queste idee. Perché? Perché i pazienti rispondevano.

I risultati clinici riflettevano una verità più profonda. Ossa, fluidi, potenza, strati su strati, sempre più precisione. Movimenti—quale è terapeutico? Quale onda è l'onda? Temi convergenti, applicazioni divergenti. Più fisica, misteri sempre nascosti. Dov'è il fulcro? Impariamo e impariamo, i pazienti guariscono. Ci troviamo di fronte a casi più difficili e a un ego che si sente minacciato mentre smette di essere la forza dietro la conoscenza e l'azione.

Quei movimenti di verità appaiono quando l'inaspettato irrompe nel trattamento e frantuma la precedente percezione di cosa sia la Respirazione Primaria.

Il movimento inaspettato di qualcosa al di fuori del paziente, forse un silenzio, forse un fulcro distante. Si cercano risposte. Certamente W. G. Sutherland e i suoi studenti ci hanno lasciato indizi che la Respirazione Primaria non è all'interno del paziente. Passano anni tra le domande e la risposta. Un punto di riferimento durante il trattamento si sposta dall'interno all'esterno del paziente. La presenza esterna della Respirazione Primaria entra nelle nostre vite in momenti diversi dal trattamento. La convalida della presenza del mare intorno a noi ci segue nel deserto. Ci segue nei momenti di essere benedetti da persone di cuore puro, e lentamente il mare si fonde nei nostri cuori. Qualcosa al di fuori di noi inizia a creare la nostra coscienza del momento, e quella coscienza creata ci permette di servire. Si inizia lentamente a capire che la coscienza non è uno strumento da usare, ma un elemento di saggezza che è uno specchio del mare intorno a noi. Si realizza che la propria coscienza è stata trasformata dalla Marea ed è tenuta dalla Marea e può essere portata via dalla Marea. In altre parole, il nostro livello di abilità dura solo finché la Marea lo sostiene, poi il momento passa. Il futuro non è garantito. In ogni trattamento si inizia come un principiante, e a volte il mare è silenzioso. Poi la sua presenza emerge. A volte c'è un elemento di semplicità che rende il trattamento breve.

A volte si entra in un punto di quiete che sembra riempire ogni punto tra noi stessi e l'orizzonte. Il momento dura per tutto il giorno e per tutta la notte. Anche di notte si percepisce questo grande mare intorno a tutti noi. A volte si ritira. A volte si ritira con un silenzio profondo come l'eternità. A volte arriva a riva gonfiandosi di presenza e creando noi, sostenendoci. Ci viene data una vita di servizio.

Non ho mai visto questo dipinto di una casa sotto il mare, ma è servito a sostenermi quando la mia ragione è stata fratturata dalla realtà. Spero che i miei commenti aiutino a mantenere viva la memoria di una casa sotto il mare con tutte le porte e le finestre aperte. Questa è la presenza delle maree, le acque che si muovono senza un ritmo.

Ci si ferma nell'immagine di questo dipinto. Tutte le porte e le finestre sono aperte e il grande mare d'amore passa attraverso indisturbato, ma chi apre le porte e le finestre?

Ci si ferma.

La risposta vive per sempre.

# LAURENS VAN DER POST

"La risposta deve essere cercata prima dall'individuo da solo, come se fosse nel deserto di ciascuno di noi. Dobbiamo accettare questo senso di qualcosa che manca, per quanto improbabile o insignificante possa sembrare, come nostra guida verso lontane acque che danno vita."

Il Cuore del Cacciatore, p. 133

"Gli esseri umani sono forse mai più spaventosi di quando sono convinti oltre ogni dubbio di avere ragione."

Il Mondo Perduto del Kalahari, p. 55

"Lo spirito dell'uomo è nomade, il suo sangue beduino, e l'amore è il tracciatore aborigeno sulle tracce sbiadite del deserto del suo io perduto; e così sono arrivato a vivere la mia vita non secondo un piano consapevole o un progetto preordinato, ma come qualcuno che segue il volo di un uccello."

Una Passeggiata con un Boscimano Bianco

# FASE SEI – LA PRESENZA ESTERNA DELLA RESPIRAZIONE PRIMARIA, IL FULCRUM GENERATIVO E I PUNTI DI POTERE

Questa fase è un periodo di transizione. Stiamo passando dalle nostre risorse e idee a quelle della respirazione primaria. Stiamo diventando dipendenti dalla Marea. Siamo stati ispirati da molti insegnanti a fare affidamento sulla Marea per la forza e la presenza necessarie a creare guarigione.

Guardando indietro alla Fase Quattro, vediamo che è stato lì che siamo diventati consapevoli che la Marea ci centra. Ci dà la consapevolezza, la pazienza e l'amore per partecipare al dramma di un trattamento. Questa transizione richiede tempo e comprensione concettuale.

Abbiamo iniziato nella Fase Cinque a toccare il vuoto (oscurità vuota). Questo è spesso disarmante e confuso poiché la coscienza si rilassa nell'essere fermi e nel sapere. Questo nuovo sapere è privo di pensieri, motivazioni o aspettative, e la nostra vecchia mente non si sposterà facilmente. Perché? Beh, abbiamo dato il controllo basato sulla nostra sensazione di necessità e come adattamento a vivere in un mondo materialistico. Abbiamo anche perso il nostro vero rapporto con la nostra Salute (vero sé). Di conseguenza, abbiamo radicato in noi stessi un senso di necessità che promuove l'essere in controllo e non cadere a pezzi (cioè, andare a Neutro). Il nostro lavoro, quindi, è prima decidere se desideriamo essere di servizio in questo modo o no. Questa è una transizione di scelta, non di richiesta. Si è liberi di scoprire che non si è liberi.

Mentre studiavamo la linea mediana, ci siamo resi conto che la nostra coscienza deve essere trasmutata dalla Marea per vedere completamente la Zona D. Quanto spesso sei mosso dalla Marea? Come è cambiata la Zona D?

Siamo figli del Mare Intorno a Noi. Il mare ha una presenza (un tocco amorevole) che ci porta ben oltre la Marea Lunga. Lavoriamo con questo nella Fase Sei. Iniziamo anche a studiare il movimento della creazione, poiché il mare crea i fulcri da cui si sviluppano funzione e forma. L'interfaccia tra il fulcro e il mare è un'unità senza distanza. In questa unità c'è una completezza nel processo terapeutico. Osserviamo che ciò accade.

Iniziamo rivedendo le cuciture facciali. Scopriamo nuove verità mentre seguiamo questa storia di segmentazione del corpo fluido in luoghi non annotati nei testi di embriologia, come l'articolazione temporomandibolare.

Osserviamo la respirazione toracica a diversi livelli: l'individuale, l'istintivo, la salute, e in comunione con la respirazione primaria. C'è anche una revisione del "centrarsi intorno ai bordi," che ci aiuta a ritornare alla nostra consapevolezza originale della natura. Questo espone ulteriormente la Zona D.

Il mare ci respira. Il mare ci attraversa. Ha una presenza amorevole.

Ascoltiamo questo mentre ci tocca.

# DIAGRAMMA DEGLI STATI PERCEPTIVI

## STATI PERCETTIVI

| Intelletto 8-14 CPM | Intuizione 2-3 CPM | Istinto Long-Tide | | Santa Quiete | Vita |
|---|---|---|---|---|---|
| La mente è facilitata | Mente naturale | L'attenzione è guidata dalla Marea Lunga; essa respira | TRASMUTAZIONE | Il cuore si risveglia | Il Movimento Incarnato della Creazione |
| La mente è piena di pensieri, rumorosa e orientata alla lesione | La mente si quieta facilmente, ma si è vulnerabili alle abitudini | Mente evolutiva | | Il cuore conosce la direzione della facilità | |
| Approccio razionale: trovare la lesione e risolverla | Le capacità intuitive si sviluppano, ma rimangono vulnerabili alle emozioni; l'intenzione è orientata alla guarigione | Le emozioni sono sostituite dalla Virtù, cioè dalla Compassione senza Empatia | | Il Mistero diventa un senso della direzione | |
| Emotivamente instabile | L'empatia rappresenta una sfida; la priorità fluida è chiara | Consapevolezza istintiva della Mente Superiore, con l'intenzione di seguire un'altra volontà | | Pace dolce | |
| La sensibilità fluttua | La sensibilità è presente, ma può essere indisciplinata | La sensibilità è extrasensoriale ed è limitata dalla propria intenzione | | Conversione sensoriale | |
| La respirazione non è sincronizzata con gli altri ritmi (respirazione toracica o addominale forzata); movimento variabile del sistema nervoso centrale | La respirazione inizia in basso e risale; diventa silenziosa; i centri cerebrali si acquietano | La respirazione toracica è permeata dal Mare | | Due respiri muoiono in un nuovo respiro | |
| L'osservatore è fissato sull'obiettivo; le intenzioni sono fisse | L'osservatore è meno rigido, più equilibrato, ma vulnerabile all'interpretazione e all'etichettatura dello stato del paziente | L'osservatore mantiene la quiete per brevi periodi di tempo | | Comunione della mente | |
| Attenzione focalizzata | L'attenzione si sposta con fluidità; è possibile il movimento rapido degli occhi (REM) | Oltre il movimento rapido degli occhi (REM); coscienza lucida | | Il sogno emerge nella realtà attraverso un velo | |
| Il tempo è scandito dagli obiettivi, in modo frenetico | Il tempo è più fluido | Il futuro arriva come il vento | | Immobile per sempre. | |
| La memoria è conoscenza | La memoria è più fluida, ma opaca | | | Memoria della Grandezza | |

# SCHEMA DEI CAMPI FLUIDI

**Campo fluido della parte centrale del viso**
Incu
Palato molle
Alisfenoide
Mascellare
Zigoma
Osso temporale
ATM
Linea di McBride
Fossa infratentoriale
Tenda inferiore
Cerebellum
Tronco encefalico.
Nuclei dei nervi cranici
Faringe orale
Adenoidi, tonsille
Denti palatini
Midollo spinale (C1-3)
Clavicola

**Confine tra i campi di flusso della parte centrale e di quella inferiore del viso**
Cavità orale
Tubo digestivo anteriore
Seni paranasali
Polmoni
Lingua
Forame magnum

**Campo fluido della parte inferiore del viso**
Osso temporale
Articolazione temporo-mandibolare
Malleolo
Mandibola
Sacca - Lingua (si invagina, forma la tiroide)
Legamento sfenomandibolare
C2C3

**I muscoli vanno avanti**
Viso, lingua, mandibola, articolazione temporo-mandibolare

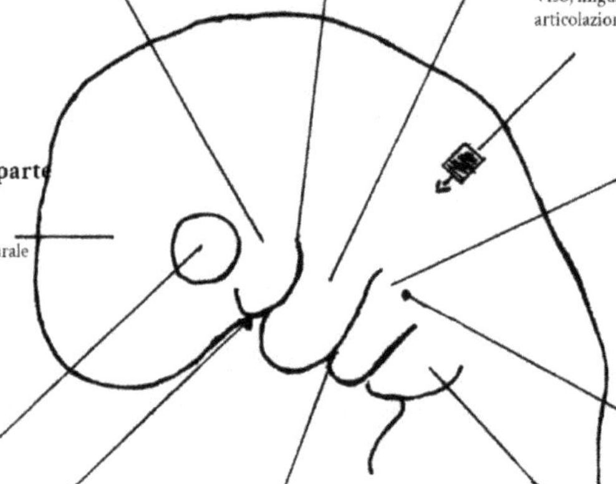

**Campo fluido della parte superiore del viso**
Spazio supratentoriale
Tessuto osseo, viscerale e neurale
ATM
Tenda superiore
Cervello
Fulcro di Sutherland
Tenda anteriore
Osso temporale

**Campo fluido dell'osso ioide**
Orecchio
Stapes
Osso temporale
Legamento stiloioideo
Processo stiloideo della mandibola
Sacca – Tonsille
ATM

**Orecchio**

**Occhio**

**Campo del fluido laringeo et al.**
Mucosa della lingua
Terzo posteriore
Sacca - Timo
Paratiroidi
Osso ioide
Faringe
Laringe

**Campi fluidi lungo la linea di giunzione tra la parte inferiore del viso e l'osso ioide**
Padiglione auricolare
Canale uditivo esterno
Sacca - Cavità timpanica
Tubo di Eustachio

**Giunzione tra i campi di flusso della parte superiore e di quella centrale del viso**
Invascazione – Naso, Filtrum,
Sutura frontale-zigomatica, Orbite
Occhio
Articolazione temporo-mandibolare
Interfaccia sopratentoriale-infratentoriale
V3, Dreamer
Lamina terminale
Giunzione tra tronco encefalico e cervello
Dotto nasolacrimale
Incavo etmoidale
Seno trasverso

LE STRUTTURE QUI PRESENTATE NON SONO ANATOMICHE. SI RIFERISCONO AI CAMPI FLUIDI DI CRESCITA E SVILUPPO RELATIVI A QUELLA SPECIFICA FUNZIONE.

# IL SOSTEGNO DI MARK TWAIN PER L'OSTEOPATIA

Intorno al 1900, Mark Twain scrisse nel suo taccuino: "Chiedere l'opinione di un medico sull'Osteopatia equivale ad andare da Satana per informazioni sul Cristianesimo."

Twain sviluppò un interesse per l'Osteopatia dopo essere entrato in contatto con essa nella sua città natale di Hannibal, Missouri. Il Dr. Still aveva un ufficio a Hannibal per alcuni mesi alla fine del 1889, prima di fondare l'American School of Osteopathy. A metà del 1899, la famiglia Twain fece un viaggio in Europa. Poco prima di partire, la seconda figlia di Twain, Jean Clemens, sviluppò l'epilessia. Mentre erano a Londra, un amico esortò Twain a cercare l'aiuto di un Dr. Henrik Kellgren in Svezia. Continuarono verso la Svezia, finendo infine a Sennan, dove Jean ricevette il trattamento.

*Ci si ferma.*

*La risposta vive per sempre.*

# BIODINAMICA DELL'OSTEOPATIA COLLANA

Questo volume fa parte di una collana di dodici libri dedicati alla Biodinamica dell'Osteopatia. Si raccomanda di leggere l'intera collana nell'ordine previsto, poiché ogni volume si basa sulla comprensione acquisita nei precedenti.

Si raccomanda inoltre di affidarsi a insegnanti e mentori esperti, affinché possano aiutarvi a fare esperienza della piena profondità delle informazioni qui presentate.

La collana completa comprende i seguenti volumi:

**La Fase Uno** riguarda il movimento involontario, presente sia nell'intero organismo sia nella lesione. Impariamo a sincronizzarci con la respirazione della Respirazione Primaria prima di intraprendere qualsiasi trattamento. Questa sincronizzazione è la chiave per lavorare con ritmi stabili senza irritare il sistema. Il principio della sincronizzazione con un aspetto sano del paziente permea l'intero programma di insegnamento. Tale sincronizzazione sposta la nostra consapevolezza a un diverso livello di ricettività, consentendoci di percepire la Respirazione Primaria anziché il campo della lesione e conducendoci, infine, a comprendere l'intenzione della Respirazione Primaria.

**La Fase Due** riguarda la comunicazione con le leggi naturali della guarigione che regolano l'attività a un ritmo di 2-3 cicli al minuto. Ci sincronizziamo con la respirazione della Respirazione Primaria e aggiungiamo anche la capacità di percepire il fulcro, la Quiete attraverso la quale la respirazione crea forma e funzione. Si tratta di un tipo di sincronizzazione diversa rispetto a quella della Fase Uno, che ci porta a una consapevolezza più profonda. Quando ciò avviene, il trattamento si esprime automaticamente. Il punto finale del trattamento, rispetto alla Fase Uno, rivela diverse differenze. Scopriamo che questo tipo di sincronizzazione lavora esclusivamente con il corpo fluido e che il risultato del trattamento è più completo rispetto a quando si lavora solo con i tessuti.

**La Fase Tre** è incentrata sulle attività della Marea Lunga (ciclo di 100 secondi). Esploriamo una forza terapeutica intrinseca già presente nel campo della lesione. Impariamo che il sistema durale non è composto da tre falci, ma da una serie di pieghe all'interno di un sacco, che si sviluppano durante la crescita e lo sviluppo. Scopriamo la relazione tra i sacchi durali superiore e inferiore, rendendoci conto dell'indipendenza di due tentori del cervelletto separati. Realizziamo che la zona D, l'orizzonte e il Filo (lungo il quale la Marea Lunga si muove nel suo corso terapeutico previsto) sono tutti collegati come leggi naturali appartenenti a questo livello della Respirazione Primaria.

**La Fase Quattro** si concentra sulla Linea Mediana, un luogo in cui le relazioni spaziali si esprimono nella loro totalità. Essa ci sincronizza e ci centra, rendendoci consapevoli della Zona D e della Quiete Dinamica. La Quiete del Terzo Livello, nella Fase Quattro, è diversa dalla Quiete delle altre Fasi: siamo centrati dalla Quiete che si trova al centro della creazione. La nostra intenzione viene sostituita dall'intenzione della Marea, che può favorire il nostro percorso spirituale.

**Nella Fase Cinque**, ci concentriamo sul viso. Avvicinandoci al viso, utilizziamo tutti i principi che abbiamo appreso nelle Fasi Uno, Due, Tre e Quattro. Lavoriamo con lo spostamento automatico e notiamo differenze rispetto ai vecchi modelli di osteopatia nel Campo

Craniale. Sincronizzandoci con la presenza terapeutica della Marea Lunga, esploriamo ciò che possiamo apprendere dal viso attraverso questa prospettiva. Lavoriamo anche con le Suture, la Quiete Dinamica e l'Ignizione.

**La Fase Sei** è la continuazione del nostro viaggio nella Totalità che genera la vita e trasmette forze terapeutiche in grado di trasmutare le lesioni una volta che il Neutro è espresso. È un insieme di attività incentrate sulla presenza esterna della Respirazione Primaria, intesa come forza non biologica dotata di una propria personalità. Continueremo inoltre a esplorare le suture e passeremo poi alle estremità, prima in termini embriologici e poi secondo l'insegnamento di Sutherland nella sua opera PowerPoints. La Fase Sei è il momento per costruire la tua comprensione della Marea e affinare le tue capacità.

**La Fase Sette** mette in evidenza la Salute. Il famoso commento del Dr. Still, "Trova la Salute; chiunque può trovare la malattia", ha tormentato molte menti nel corso dell'ultimo secolo.

Arriviamo a una visione chiara di diversi aspetti interiori della Salute: l'Amore ... la luce liquida ... e una matrice di diamante. Viene trattato un approccio per il paziente terminale e morente. Nella sensazione somatica della Marea che attraversa la Casa sotto il Mare, la nostra consapevolezza viene trasmutata dalla Salute. La lesione è vista come un atto precognitivo della Salute. La Respirazione Toracica, la Respirazione Primaria e l'Ignizione sono una cosa sola. Il paesaggio è vasto ... e i principi della guarigione sono ancora più sostanziali di quanto li avessimo sperimentati prima.

**La Fase Otto** è un'esplorazione più profonda delle Suture, dello Scambio Ritmico Bilanciato e della Fiamma dell'Intenzione come modalità terapeutica. La Fase Otto rappresenta il culmine della nostra consapevolezza della Totalità e ci conduce, infine, alla Presenza Divina, all'Amore Incondizionato e all'Unità. La Marea vivente domina la consapevolezza, mentre le forme si ritirano sullo sfondo. Il Respiro della Creazione viene percepito dentro di noi come il Centro della Totalità. Si percepisce il proprio dispiegarsi mentre si viene creati. La nostra coscienza è un dono; non ci appartiene e, se cerchiamo di controllarla, perdiamo la Totalità.

**La Fase Nove** è il momento in cui siamo in grado di valutare e trattare pienamente il Sistema Nervoso Centrale e l'Occhio. Affrontiamo inoltre il Fuoco e la modalità terapeutica dello Shakedown. La vera azione nasce dall'Amore e rende possibile la nostra percezione. Questo Amore è un annullamento di sé e, per sua stessa natura, ci permette di Servire come parte del Perfetto. La percezione può essere impiegata per Servire qualcosa di più grande di noi. Abbiamo cercato di entrare in quel punto di equilibrio tra il Perfetto e la Malattia... un punto in cui il tutto è sostenuto dall'Amore, mentre quest'ultimo opera per incarnare il Completo. In questo punto di equilibrio dell'universo risiede l'Intenzione della Marea, che segue il movimento della distorsione per ricondurla a una relazione Vera con il Progetto della Vita.

**Pediatria Uno** esplora il modo in cui i bambini crescono come un tutto e non per compartimenti, come talvolta si tende a credere. I bambini vivono nella Direzione della Facilità del movimento presente nei loro campi metabolici fluidi; in caso contrario, si sentono a disagio e necessitano di assistenza. Il tuo trattamento sostiene realmente l'Interezza, oppure presume semplicemente di farlo? Comprendiamo che i bambini non sono adulti e non possono essere trattati come tali. Affrontiamo la modalità terapeutica del Luogo d'Incontro, i periodi prenatale e postnatale, il trattamento del bacino durante la gravidanza, le malposizioni fetali e il parto.

**Pediatria Due** approfondisce la consapevolezza percettiva necessaria per avvicinarsi al trattamento dei bambini. Approfondiamo la nostra comprensione della Totalità, dei tre livelli di Quiete e del Luogo d'Incontro. Affrontiamo il concetto di Neutro del Deserto, nel quale l'azione terapeutica passa nella sostanza neutra e si rivela come un mistero: il Respiro dell'Amore Divino si riversa come forza terapeutica su un paesaggio desertico notturno, colmandolo e senza lasciare alcun effetto visibile. Approfondiamo ulteriormente il trattamento del bacino e dell'utero durante la gravidanza. Esploriamo la Respirazione Toracica, la Respirazione Primaria nei bambini e il Cerchio Familiare.

**Pediatria Tre** prosegue lo studio del Flusso terapeutico dell'Attenzione. Approfondiamo la Quiete del Terzo Livello e il Luogo d'Incontro. Il Luogo d'Incontro è facilmente frainteso... il nostro osservatore deve essere così immobile e neutrale da poter osservare il processo mentre si svolge. Il Sistema Nervoso Centrale del bambino può finalmente essere affrontato ai fini della valutazione e del trattamento. Esploriamo la dentizione e la cosiddetta "testa bloccata". Utilizziamo la modalità terapeutica della Fiamma dell'Intenzione e la sua connessione con il Respiro della Vita. Tutto è trasparente al Respiro della Vita.

# L'AUTORE

James Jealous, D.O. (1943–2021) è stato un medico osteopata, insegnante e autore. L'opera della sua vita è stata la fondazione e lo sviluppo della **Biodinamica dell'Osteopatia**, una metodologia originale da lui elaborata nell'ambito dell'osteopatia, in continuità con l'eredità del Dr. A.T. Still e del Dr. W.G. Sutherland.

Nato a Saco, nel Maine, crebbe a stretto contatto con l'osteopatia, poiché suo padre era un medico osteopata. Studiò presso il Kirksville College of Osteopathic Medicine nel Missouri (oggi A.T. Still University of Health Sciences), dove conseguì la laurea nel 1970. Successivamente aprì il proprio studio nel Maine rurale, esercitando come medico osteopata di assistenza primaria.

Con il passare degli anni, il Dr. Jealous riconobbe profondi parallelismi tra il lavoro dell'embriologo Dr. Erich Blechschmidt e quello del medico osteopata Dr. William Garner Sutherland. Da questa intuizione nacque il suo personale corpus di insegnamenti. All'inizio degli anni Novanta iniziò a tenere il corso "A Biodynamic View of Osteopathy in the Cranial Field", che, con il progressivo sviluppo della sua specifica metodologia, assunse il nome di "Biodynamics of Osteopathy".

Persona profondamente spirituale, si sentiva pienamente a casa nella natura ed era un appassionato pescatore ed escursionista.

Per ulteriori informazioni, visitare:
**https://BiodynamicsOfOsteopathy.com**

Vi è un vento che attraversa ogni cosa...
è il movimento della creazione,
il movimento eterno dell'Amore Divino.

www.ingramcontent.com/pod-product-compliance
Lightning Source LLC
LaVergne TN
LVHW070443061126
851858LV00010B/150
* 9 7 9 8 2 5 6 1 9 0 8 1 1 *